"运动即良药"系列

办公室运动指南

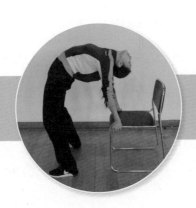

主编
曹蓓娟

科学出版社

北 京

内容简介

本书专门根据办公室工作人员的工作环境、形式、性质、时间等进行体育运动指导。全书分为五个章节，办公室人员健康与运动、办公室人员运动前准备、办公室人员运动方法、办公室工作人员锻炼后整理及办公室运动中的突发状况及处理。其主要内容包括办公室工作人员的常见职业病；根据办公室工作人员的工作性质特点，在体育运动中应该遵循的原则；运动前及运动后的注意事项；采用图片的形式直观地显示了运动过程中身体各部位的运动方法；对身处办公室环境中可能发生的运动不便或运动伤害作了进一步的提示性叙述。

本书为广大办公室工作人员进行体育运动提供了科学、实用的指导。

图书在版编目（CIP）数据

办公室运动指南 / 曹蓓娟主编 . —北京：科学出版社，2017.6
（"运动即良药"系列）
ISBN 978-7-03-053125-4

Ⅰ.①办… Ⅱ.①曹… Ⅲ.①健身运动－养生（中医）－指南 Ⅳ.① R161.1-62

中国版本图书馆 CIP 数据核字（2017）第 126790 号

责任编辑：朱 灵
责任印制：谭宏宇 / 封面设计：殷 靓

科 学 出 版 社 出版
北京东黄城根北街 16 号
邮政编码：100717
http://www.sciencep.com

苏州越洋印刷有限公司印刷
科学出版社发行 各地新华书店经销

*

2017 年 6 月第 一 版 开本：B5（720×1000）
2017 年 6 月第一次印刷 印张：5 ³⁄₄
字数：95 000

定价：32.00 元
（如有印装质量问题，我社负责调换）

"运动即良药"系列编委会

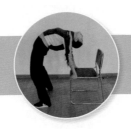

主　编

陈佩杰

副主编

吴雪萍

编　委

（按姓氏笔画排序）

马古兰丹姆　王　茹　王　艳　王雪强　史芙英

庄　洁　刘　静　吴雪萍　张　洁　张忠新

张晓玲　陆莉萍　陈佩杰　郑丹蘅　黄　卫

韩耀刚　曹蓓娟　董众鸣　谭晓缨　黎涌明

《办公室运动指南》
编写组

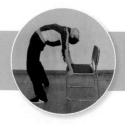

主 编

曹蓓娟

编 委

李 云　梁诗逸　柯丹丹

加强体育锻炼，惠及健康生活

（代序）

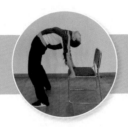

　　进入 21 世纪以来，人们日益关注的健康问题已经上升为国家战略。2016 年 10 月 25 日，中共中央、国务院发布了《"健康中国 2030"规划纲要》（以下简称《纲要》），这是今后 15 年推进健康中国建设的行动纲领，要求把健康融入所有政策，全方位、全周期保障人民健康，大幅提高健康水平。在《纲要》中，共 34 次提到"体育"这一关键词，这是因为体育运动与健康有着息息相关的内在联系。

　　"生命在于运动"，运动既是一门科学，也是一门艺术，更是一种健康的生活习惯，但并不是每一项运动都适合所有人，不同人群适宜的运动强度、运动时间也有所差异，不适宜的运动、运动不足或过度运动都有可能对健康造成损害。那么，究竟什么运动才适合自己？生了病也可以参加运动吗？

　　我们常说，"良药苦口利于病"，但并不是所有的疾病都只能咽下这苦不堪言的"良药"才能治愈，也不是咽下这口苦药就能药到病除。其实科学的运动处方也是一剂"良药"，而且还是一剂不用尝"苦"却具有显著效果的"良药"。那么，这"药方"该怎么开？我们自己能开吗？到底如何利用运动这剂"良药"来达到促进健康的目的呢？

　　要解决这些问题，当务之急是找到"合适的运动素材"，具体来说有两点：一是所选的项目和运动器材适合自己的年龄段；二是所选的运动对防治自己年龄段常见疾病有针对性和防治效果。

　　目前市面上有关体育锻炼的书籍虽然不少，但真正能够提供"合适的锻炼素材"的书籍仍比较缺乏。上海体育学院拥有许多具有较高科研水平和丰富教学经

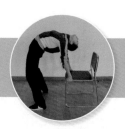

验的专家，他们均长期从事运动促进健康方面的研究，经验丰富，硕果累累。此次，学院专家们与科学出版社共同打造了这套"运动即良药"系列。

在编写过程中，我们不断摸索、调整，为青少年、中青年白领、老年人等不同人群分别设计运动方案，也介绍了羽毛球、游泳、广场舞等人们可普遍参与的专项运动；在努力形成统一风格以便读者阅读的同时，也尝试使用新的可视技术为读者提供更加直观的指导。

我们希望通过这套图书，能够更好地发挥运动的功能，为广大读者打开一扇通往健康生活的阳光之门。由于多种因素的制约，本套图书可能还存在有待改进之处，我们希望能够得到大家的鼓励和有益的评论，也欢迎广大读者实践后向我们反馈意见和建议，帮助我们把此项工作做得更好。

陈佩杰

2016 年 10 月

前　言

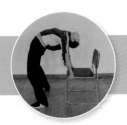

　　随着社会经济及现代科技的高速发展，人们的生活方式、工作节奏都在发生变化，"慢生活"正在被快节奏、高压力生活所取代。很多人从体力劳动中解放出来，变成以脑力劳动为主，即办公室工作人员，俗称"久坐族"。毋庸置疑，健康是做好一切工作的首要因素，也是必备条件。久坐的工作状态肯定会影响身体健康。庞大的办公室工作人员群体是祖国经济、科技、文化腾飞的主力军，关注这一群体的健康问题，将对国家各领域的建设、进一步提高全体公民健康意识产生积极的作用。基于以上原因，《办公室运动指南》以"久坐族"健康问题为切入点，根据办公室工作人员的工作特性、场地、环境等条件，将身体活动范围锁定在工作环境中，书中所有的练习均围绕办公桌椅进行，借助这些工作设施，工作人员可坐着活动，也可站着练习。本书通过科学地、针对性地设计与创编，使健身活动伴随于工作之中，成为随处皆可为的一项体育活动。同时，考虑到办公室工作人员工作压力强、办公节奏快、健康隐患大的现状，本书编撰始终秉承健康第一、工作先行的思想理念，坚持针对性、实效性、简单易学、因地制宜的原则，使办公室工作人员的健身活动落到实处，大大增加了办公室工作人员健身活动的可操作性。

　　本书由上海体育学院曹蓓娟教授带领的《办公室运动指南》编写组完成。全书分为五章。第一章为办公室工作人员健康与运动，内容包括办公室工作人员健康现状、常见职业病及办公室工作与体育活动。第二章为办公室工作人员运动前准备，内容包括运动前的主观准备、运动前的客观准备及运动前的热身准备。第三章为办公室工作人员运动方法，内容包括头部及五官练习、肩部及颈部练习、

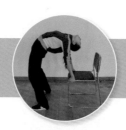

上肢及手部练习、下肢及脚部练习、胸部及腰部练习、腹部及臀部练习、全身练习。第四章为办公室工作人员锻炼后整理，内容包括身心即时整理、休息方式、饮食调节。第五章为办公室运动中的突发状况及处理，内容包括环境危害因素、自身不当因素、如何进行紧急处置等。书中的动作示范模特为上海体育学院 2015 级艺术体操学生梁诗逸、李云。上海体育学院运动科学学院硕士研究生柯丹丹承担所有的拍摄工作。

　　本书不仅可以作为办公室工作人员的健身指南，也可以作为普通民众健身的参考用书。全民的健康研究是一项庞大的工程，期望《办公室运动指南》能起到抛砖引玉的作用。本书在编撰过程中，得到了"运动即良药"系列编委的信任，同时得到了上海体育学院科研处的大力支持和指导，在此表示衷心的感谢！

　　由于本书编委成员水平有限，书中难免有不足之处或存有遗漏，敬请读者批评指正。

主　编

目　录

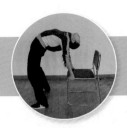

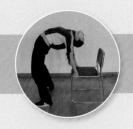

第一章

办公室工作人员
健康与运动

随着社会经济及现代科技的高速发展，人们的生活方式、工作节奏都在发生变化，"慢生活"正在被快节奏、高压力生活所取代。大部分人从体力劳动中解放出来，但成了以脑力劳动为主的"久坐族"。"久坐族"是指工作日（5天）以坐着的方式工作（或开车）、长时间伏案（或面对电脑）、时间超过8小时（静态工作）的一族。"久坐族"包括机关干部、办公室职员、会计、教师、编辑、IT从业人员、出租车与公交车司机等。其中以各类办公室工作人员队伍最为庞大。毋庸置疑，"久坐族"的工作状态势必影响身体健康。健康是做好一切工作的首要因素，也是必备条件。目前，庞大的办公人员群体是祖国经济、科技、文化腾飞的主力军，关注这一群体的健康问题，将对国家各领域的建设、进一步提高公民健康意识产生积极的作用。

办公室工作人员健康现状

"久坐族"是当今社会建设和发展的主力军。这一族群的身体健康状况受到全社会的广泛关注。据调查显示，目前，我国以坐着上班为主要工作形式，且工作时间超过8小时的人群庞大。经深入调查得知，这部分人常常由于工作压力大、节奏快，很少主动休息或调整体位，只有28%的人会在办公间隙站起身走走；30%的人感到疲劳后伸个懒腰；有约40%的人，在短暂的休息时间中，仍保持坐姿，如玩电脑游戏、上网等。作为现代文明发展的一种必然结果，"久坐族"在国外同样也人群庞大：大多数美国人每天的工作也要坐8～9小时，午休时间为1小时；由于德国人大多数住在郊外，坐着工作8小时以后，还要坐1～2小时的火车或汽车回家；日本人的工作强度更大，一般要坐8～12小时。但相对而言，日本人的健康意识也是最强的，他们会在工作中主动起身活动，如站着商讨一些问题等。研究表明，21世纪，亚健康是影响人类生命质量的重大问题，而庞大的办公室工作人员队伍成为亚健康的高危人群。现代办公人员常年在快节奏生活与高压力工作环境中频繁切换，很多人感到身心疲惫，主要表现为心理健康水平低下，如焦虑感上升、情绪不稳定或处事容易极端等；体质健康水平下降，如心肺功能下降、心虚气短、肌肉缺乏力量等。健康检查虽然没有具体指向的器质性疾病，但常常出现一些功能性的不良反应。对于这些不良反应，如果不加以重视，就会使办公人员的身体健康水平下降，甚至出现肌体上的病变，形成疾病。

办公室工作人员常见的职业病

《黄帝内经》指出："久卧伤气、久坐伤肾"，肺主气，而肾主骨生髓。久坐会导致经络运行不畅、新陈代谢缓慢，极易产生局部肿胀、酸痛、麻木等症状。而"久坐族"在持续紧张的工作后，又会给这些症状"添油加醋"，身体感到极其疲乏，疼痛难忍，主要表现在以下几个方面。

一、"久坐族"气血运化不利，血脂指标异常

久坐使人的全身血管血容量（外周血容量）减少，心脏功能减退，加重"久坐族"的心脏病，提前发生动脉硬化、冠心病和高血压等病症。研究表明，"久坐族"血脂异常率超过50%。血脂项目一般包括甘油三酯、总胆固醇、高密度脂蛋白和低密度脂蛋白四项。其中高密度脂蛋白也可理解为对人体有益

的"好胆固醇",对心血管有保护作用;而低密度脂蛋白过高对人体无益,且会导致动脉硬化,可理解为"坏胆固醇"。正常的血脂值是:总胆固醇(TC)低于 5.18 mmol/L(200 mg/dL);低密度脂蛋白(LDL-C)低于 3.37 mmol/L(130 mg/dL);高密度脂蛋白(HDL-C)高于或等于 1.04 mmol/L(40 mg/dL);甘油三酯(TG)低于 1.70 mmol/L(150 mg/dL)。

"久坐族"由于工作时以长时间坐着为主,一坐就是几个小时,造成身体运动少且动作幅度不大,下肢各关节长时间处于被挤压的状态,人体气机就会运行缓慢,体液流通不畅。其中含有的脂肪转化利用不及时,生成多消耗少,不断在体内堆积,血液中脂肪含量增多,故血脂升高。另外,中医专家表示,除了久坐不动,年轻人平时很多不良的生活习惯也会加速血脂升高。例如,经常熬夜、饮食不规律、情绪压力过大等,都会造成体内气血运行失调,影响人体脂肪代谢水平,造成高血脂。虽然目前不同职业的体检者血脂异常很普遍,但久坐不动的人、做脑力劳动的人血脂指标更易异常。如出租车司机、医生、教师及办公室工作人员等人群中,血脂异常的人数占到 50% 以上。这类人拿到体检报告通常会发现,血脂检查这一项有异常,其中大多数是总胆固醇增高,更细心的人还会发现,除了总胆固醇增高,还有低密度脂蛋白增高,或者高密度脂蛋白降低等。统计发现,血脂异常的年轻化趋势非常明显。年轻的肥胖者数量正在急剧增加,患上高血脂的人群也在增加。35岁以下的男性,血脂异常者比例较大。此外,更年期女性卵巢功能衰退,雌激素分泌不足,致使女性体内胆固醇升高,高密度脂蛋白反而会降低。所以,更年期女性很容易发生动脉粥样硬化,停经后的女性患心脏病的概率会明显上升。

"久坐族"不仅包括由于工作需要被动久坐的人群,还包括很大一部分由于不良生活方式产生的主动久坐人群。美国医学研究指出:每天看电视超过 4 小时的人,罹患心血管疾病的概率是一般人的 8 倍。澳大利亚科研人员针对 8 800 名成人的生活方式进行了长达 7 年的跟踪研究,期间有 87 人死于心血管疾病,125 人死于癌症,排除抽烟和高血压等其他因素,发现每天看电视超过 4 小时的人,罹患心血管疾病的概率,比起每天看电视不到 2 小时的人提高 80%。这个数据与美国科研人员研究的数据竟是如此一致。其实重点不是看电视本身,而是看电视造成的久坐不动,胆固醇和血糖指标容易飙高。

如今高血压、高血糖（糖尿病）和高血脂，俗称"三高"，已成为越来越严重的健康问题，严重困扰现代人的生活。其中，高血脂由于没有明显的症状表现，而常常被人忽视。调查显示：在患病人群中，对自己高血脂情况的知晓率不到10%，而确诊为胆固醇偏高者，其治疗率、控制率也分别只有14%～18%和9%～11%。高血脂是血液成分中脂质物质水平的超量，包括胆固醇和甘油三酯。这类人群血管中血液黏稠，容易凝固。如果长时间无法活动双脚就会导致脚部深静脉出现血块，从而阻塞血管。一旦形成血栓（血凝块），并通过血管流入肺部内，就可能阻止氧气输入。大块的血凝块最快可在4分钟内置人于死地。因此，医学界有专家称高血脂是个"隐形杀手"，不容忽视。

血脂指标是身体各生化指标中非常重要的指标之一，与人们的生活质量，乃至生命安全息息相关。如何在生活中及早发现高血脂症状？如手背、指关节、肘关节、膝关节、臀部等部位出现黄色、橘黄色或棕红色的结节、斑块或疹子，或手掌出现黄色或橘黄色的条纹；经常感到头晕、头痛、胸闷气短、睡眠不好、容易忘事；觉得手脚发麻、沉重，腿肚子经常抽筋、刺痛，这些小症状可能说明血脂偏高了。此外，手肘、大腿、脚后跟等部位鼓起小肿块，表面光滑，大多是黄色，这可能说明胆固醇高了，此时可以去医院做血脂检查，注意控制饮食并制定适当的运动计划。

二、"久坐族"工作压力过大，影响人体自身循环

"坐着"上班看似轻松，其实每个"久坐族"深切感受到巨大的工作压力，甚至"坐着"本身，也已对"久坐族"构成了健康威胁。随着社会的快速发展，人们从体力劳动中解放出来，"坐班"劳动者的队伍迅速扩大，成了当今社会发展的主力军，因此也受到了社会的广泛关注。

1. 久坐与脾胃病

"上班前坐在方向盘前，工作中坐在电脑前，下班后坐在电视机前"成了大多数"久坐族"的工作和生活的一种常态，同时也成了"久坐族"健康的头号大敌。中医有"久坐伤肉"的说法，指坐着不动会影响人们的脾胃消化功能。脾胃共同负责对食物的消化与吸收，但功能上各有分工。胃主受纳，脾主运化；胃气主降，使食物及其糟粕得以下行；脾气主升，使食物精华得以滋养

全身；胃喜润恶燥，脾喜燥恶湿。胃与脾的纳与化、降与升、润与燥，形成相辅相成的对立统一。脾胃不和即是这种对立统一的失调。久坐则脾胃不健，使血液循环受阻，营养难以在体内运输，人体腹腔承受巨大的压力，肠蠕动减弱，从而影响肠道消化和吸收，肠道代谢物在肠内长时间滞留，整个身体气血运行不畅，极易罹患慢性胃炎及其他消化道疾病，甚至诱发结肠癌。此外，人体免疫细胞数量的多少，与人体的活动量成正比。活动量增加，免疫细胞数量也会增加。因此，久坐还会妨碍人体免疫细胞的生成。

2. 久坐与血栓病

久坐使胸腔血液不足，导致人的心、肺功能进一步降低，形成心脏病和肺部疾病，如肺部感染、迁延不愈等。久坐引起的下肢静脉血栓，目前也已是"久坐族"的常见病。如果仅仅是下肢静脉血栓可能还不足以引起人们的高度关注，由下肢静脉血栓脱落引起的肺栓塞，如果抢救不及时，后果是不堪设想的。10多年前，我国医学界对肺栓塞还不是很重视，在教科书中也只是作为一种少见病而一笔带过。如今，肺栓塞是一种常见病、多发病，且危害严重。肺栓塞种类包括血栓栓塞、脂肪栓塞，羊水栓塞、空气栓塞，但以血栓居多。血栓大部分来源于静脉系统，主要是下肢静脉。栓塞后肺动脉相应供血肺组织血流中断，肺组织发生坏死，引起一系列肺循环及呼吸功能障碍。

由于肺栓塞的前期征兆不是很明显，往往容易和肺气肿、哮喘、心脏病的症状混淆，患者很容易忽略。一些"久坐族"整天忙于工作，总是与汽车、火车、飞机打交道，身体长时间不活动，保持一种姿势，血流缓慢，特别是下肢静脉血液回流差，在静脉血管内形成血栓。一旦血栓形成，当人体突然站立时，血栓就会脱落，从而阻碍肺泡的换气功能，出现肺栓塞症状，如呼吸困难、咳血，严重的会猝死。

3. 久坐与排泄病

肾经与膀胱经相互作用，久坐会压迫膀胱经，造成膀胱经气血运行不畅，膀胱功能失常，从而引发肾功能异常、慢性前列腺炎及尿路感染等疾病。所谓的"久坐伤肾"就是这个道理。目前全国20岁以上男性，31%～40%曾患过慢性前列腺炎，而患有尿路感染男女总人数不低于3000万。久坐的压迫，使会阴部前列腺淤血、腺管阻塞、腺液排泄不畅，加上工作压力大、熬夜等不良生活习惯，日积月累的疲劳使众多中青年白领的体力、精力严重透支，抗病能力下降，出现尿路感染、疼痛、头晕，失眠等，从而导致前列腺炎。严重者性欲减退、阳痿、早泄、遗精，甚至不育。近年来，随着生活节奏的加快，作为知识密集型人群的青年男性白领的生活方式也发生了重大变化。工作条件改善，他们反而感冒多发、细菌感染机会增多；一些人性生活混乱，真菌、细菌、病毒感染增多，前列腺炎发病年轻化、病因多样化。

对女性而言，久坐危害也非常明显。久坐让女性的外阴长时间处于潮湿闷热状态，泌尿系统周围细菌的滋生和繁殖加快，病变加速。另外，久坐还使盆腔充血，新陈代谢的产物堆积，加重腹胀、便秘、消化不良等；直肠附近的静脉丛长期充血，淤血程度加重，从而使痔疮加重，导致大便出血、肛裂等，进而诱发各种疾病。

4. 久坐与内分泌疾病

社会发展过快、工作压力过大，造成内分泌失调，是当代"久坐族"面临的巨大问题。

内分泌系统大致上可分为：脑垂体、肾上腺、甲状腺、性腺、副甲状腺。除副甲状腺外，压力对其他内分泌器官会造成一定的影响。据研究，在面对压力时，人体的生长激素（GH）、促性腺激素释放激素（GnRH）及甲状腺激素（TSH）等会受到抑制，而造成这些激素分泌受抑制的主因是促肾上腺皮质激素释放素（CRH）过度活化。CRH 过度分泌可能会造成忧郁症、饮食行为异常、强迫症、恐慌症、神经性侏儒症、易被感染、易患恶性肿瘤等。另外，有人因长期促肾上腺皮质激素释放素过度活化，造成人体对此激素的反应疲乏，表现出皮质素缺乏及虚弱无力，所谓"慢性疲劳症候群"指的就是这种情况。

研究发现，久坐还容易引起胰岛素抵抗，引发 2 型糖尿病。这是因为当人体处于静止状态时，肌肉细胞会从血液中吸收葡萄糖，增加胰岛素抵抗；久坐还极易导致骨质疏松、肌肉质量减少、肥胖以及代谢综合征。除此之外，久坐会使女性内分泌失调，导致私处抵抗力下降，从而引发瘙痒、白带异常等。

三、"久坐族"体位相对固定，关节僵硬

久坐不动的生活方式被世界卫生组织定义为"静坐生活方式"。这种生活方式直接导致全身各关节僵化。颈椎僵直，引起头痛、头晕、眼花、恶心、

椎间盘突出、坐卧难耐、举步维艰；脊柱生理曲线变形，难以承受重力；髋关节坏死，造成身体直立困难；膝关节、踝关节无力，全身运动受到限制；肩关节、肘关节僵硬，引起上体供血不足，产生胸闷、胸痛等；手指关节局部劳损等。由于这些关节的相对僵化，关节周边的肌肉得不到充足的血液供应，"久坐族"经常感到手足麻痹、坐骨神经痛，且失去了很多的锻炼机会，肌肉萎缩。最严重的表现为男性缺乏三角肌、胸大肌、背阔肌、腹直肌，失去伟岸的身躯；女性臀大肌松弛且下垂，小腿肚肥硕且下滑，外观上整个身体重心下移，影响美观。

四、"久坐族"心理相对压抑，诱发心理疾病

久坐不仅会引发全身生理上的疾病，更主要的是还会引发心理上的疾病。狭小的工作场所、密集的办公环境、高压的工作状态、简单化处理的饮食，常常使"久坐族"感到莫名的压抑，易发无名之火，猜忌、消极，精神状态欠佳，对外界兴趣逐渐降低直至全无兴趣。久而久之，易引发抑郁症、幻想症、人格障碍、心理变态与大脑高级认知功能障碍等。女性还会产生不孕症或提前出现更年期症状。

办公室工作与体育活动

办公现代化程度越来越高，办公室工作人员对其依赖的程度也逐渐加深。每个"久坐族"在长时间的伏案工作的状态中被吞噬着健康。因此，研究及开发适合这类人群的体育活动、促进有效锻炼、改善工作环境、制定预防措

施等，不仅是"久坐族"自身，也是体育教育、运动康复等专家应该关注的方面。

体育活动具有提高人体免疫力、促进身心健康的双重作用。办公室工作人员应如何通过体育活动来促进健康，提高免疫力？根据办公室工作人员的工作性质，为保证体育活动的切实落实，走可持续发展的道路，有必要制定办公室工作人员体育活动的基本原则。

一、工作先行原则

一般来说，办公室是各企事业单位的综合性办事机构，担负着参谋、办事、协调、服务等职能，是一个单位正常运行的命脉。这个工作特性，决定了办公室工作人员除了专业技能以外，身体健康也是保证工作正常进行的重要一环。作为一个办公室工作人员，工作当然是第一位的。健康的身体是保证高质量、有效工作的前提，能使工作处理得更精彩、更出色。因此，处理好工作与健康的关系，非常重要。

二、针对性原则

办公室中每个工作岗位的设置都有其必要性。人与人之间、岗位与岗位之间的连接，就像链条上的每一环，缺一不可。因此，办公室工作人员开展体育活动必须从各个岗位的实际出发，根据每个人工作的节奏快慢、压力的强弱，见缝插针、少量多次并持之以恒地制定锻炼计划。以个体锻炼为主，不建议形成集体性的同时间、同地点的体育活动，以免导致工作缺位，影响办公室工作的有序开展。

三、实效性原则

办公室工作人员的工作形式基本一致，长时间面对电脑是这一类人的工作特点。因此出现的职业病也基本相同。体育活动除了全身活动以外，应针对性地解决局部劳损和缓解局部疲劳，并以舒缓音乐作为背景音乐，以有氧、低强度锻炼为主，避免高强度、快节奏的无氧运动，且避免旋律复杂的背景音乐。

四、简单易学原则

办公室是一个公共场所。周围人员、环境布置、设施条件等都是从工作需要出发的。因此，体育活动会受到限制。鉴于办公室锻炼条件的局限性，体育活动要符合见缝插针、因地制宜、简单易学的原则。如利用办公设备及用品（桌、椅、柜、门框、书本、文件）、利用工作间隙的短暂时间，见缝插针做一些简单易学的局部锻炼。动作幅度不宜过大，频率宜少量多次，方式不宜张扬。养成积少成多、终身体育活动的好习惯，使自己在收获业绩的同时收获健康。

除以上办公室体育活动必须遵守的原则以外，办公室工作环境的设施条件也非常重要，如凳、椅、桌的高度，光线的强度，走廊的宽度等。身处办公室的工作人员要积极创造机会开展适宜的体育活动，合理分配时间，做到忙而不乱，工作和体育活动两不误；学会管理自己工作之余的时间，绝对不能长时间地从事某项固定的工作，如上网、打游戏、看视频等；腾出时间、精力，做好工作以后的恢复与调整，以更好的精神状态再次投入工作。

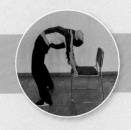

第二章

办公室工作人员运动前准备

众所周知，任何机器运转前最好先给机器预热一下，再使其开工。这样机器能保持正常顺利地运转，并能延长机器的使用寿命。人体也一样，必须做一些热身准备，才能达到良性运动的目的。由于办公环境下的运动受到工作环境与氛围的影响，强度不会太大，且多以简单易行的有氧伸展运动为主。因此，办公室工作人员运动前的准备工作应包括生理、心理等人体主观条件上的准备，还必须包括一些客观条件上的准备工作。

运动前的主观准备

根据办公室工作人员"久坐"的工作特点及工作环境限制，其运动基本以工间操的形式进行，并常常选择在自己工作区域周围。一般来说，动作本身比较简单、缓慢，以增加呼吸量和拉伸肌肉、关节为主。这样的运动一般不会造成肌肉突发性拉伤，或呼吸局促等。因此，除了生理意义上的运动前准备，如小范围、小强度的关节预热，小肌肉群的拉伸，呼吸的调整，使工作人员逐渐从工作状态中脱离，更主要的是激发人体主观意识的心理活动，从内心提示自己需要做好运动前的准备。办公室工作人员运动开始前可以先进行以下的身心准备。

呼吸准备：调整呼吸节奏，不刻意吸气或吐气。腹部放松，鼻孔张开或嘴巴打开。

脊柱准备：伸展脊柱，通过小范围、小强度的夹背、弓背、左右拧转，把脊柱的各个椎间距离打开。

坐姿调整：尽可能地拉伸臀大肌和尾椎骨，拉长骨盆到头顶之间的距离。

另外，主观先行，心态积极。办公室工作人员必须深刻认识到身体是做好工作的首要条件。要想有出色的工作业绩，必须要有健康的身体作保证。因此，主观上需要保持心情愉悦，并对即将进行的锻炼有所期待。

运动前的客观准备

办公室工作人员的体育活动应该引起各级各类企事业单位高级管理者的广泛重视。单位出色的人性化管理，是保证从业人员积极向上、爱岗敬业的保证。因此，单位必须从工作环境的各个方面为员工提供切实可行的客观条件。

一、制度准备

制度先行，切实保障员工体育活动的合法需求。领导积极带头，工会积极跟进，为员工的体育活动制定必要的制度，保证落到实处，并做好表率和服务工作。

二、时间准备

根据每个岗位的工作性质、特点，因人而异地推进办公室工作人员体育活动的开展。除此之外，每天最好在上午、下午各进行一次定点、定时的大规模的工间体育活动，并作为一种惯例保持下去，使体育活动时间成为工作时间的一部分。

三、场地准备

有条件的企事业单位，可以在工作环境中开辟出若干体育活动区域。活动区域可以包括跳操区、体能训练区、休息区、更衣区，也可建设多功能体育锻炼房。锻炼区域须采光柔和，空气畅通。

四、设施准备

在体育锻炼区域内，可以专门为体育活动准备一些简单的健身器械，如跑步机、上肢练习器、健骑器、功率自行车、瑜伽垫、瑞士球、乒乓台、哑铃、杠铃、卧推架，甚至可以配备音响器材和镜子等。运动器械可以根据单位的环境设施合理摆放。

每个参与运动的个体，从体育锻炼安全性、健身性角度出发，必须准备一些体育装备，如松紧合适的运动服装、脚感舒适的运动鞋袜等。由于办公室工作人员的工种特点、任务压力、时间节点都不同，因此在个人装备的购置上可以更个性化一些。办公室运动，再适宜不过的就是利用身边的办公椅和办公桌，因地制宜地进行体育锻炼。

运动前的热身准备

运动前的热身准备是动员内脏器官进入工作状态、加强新陈代谢、使体温升高的一种活动，包括走、慢跑和拉伸等。办公室工作人员由于久坐，心肺功能下降，关节变冷、变僵，肌肉的黏滞性增加，血流减缓。猛地站起来直接参加运动，对身心都会造成一定的负担和伤害，有时由于供血不足，还会造成晕厥。因此，对办公室工作人员来说，运动前的准备活动非常重要。

　　由于现代环境下的办公室设施相对科学，办公所需的椅、桌、柜的高度与使用者的身高比较匹配，而且办公室的室温一年四季也比较适宜。因此，从准备活动的角度看，身边的椅、桌、柜非常适合作为辅助器械。练习者可以借助这些设施做一些上肢的压、伸、拉等动作。由于办公室的室温比较适宜，所以只要在自己工作的区域中，做一些原地踏步、蹲、立等动作，以此活动下肢关节。在上肢与下肢的简单练习中，心肺功能循序渐进地提升、血流加快、关节的灵活度增加、肌腱和韧带肌肉柔韧度也随着体温上升而提高，身体进入运动状态。动作幅度由小到大、动作频率由慢到快、动作力度由弱到强、动作结构由简到繁、动作难度由易到难、活动部位由远端到近端逐渐推进，强度控制在微微出汗的程度，同时感觉不到疲劳。热身活动的时间长短取决于练习者将要进行的运动强度以及自身的健康状况。同时，办公室工作人员可以根据自己工作压力的大小、急缓程度，在长期的锻炼实践中，摸索出符合自己工作特性、身心条件的个性化健身方案。

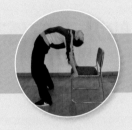

第三章

办公室工作人员运动方法

　　办公室工作人员的锻炼可以因地制宜地进行。在持续工作了一段时间后（约90分钟左右），可以根据自己所处的工作环境条件，做一些调整和改善型练习。下面介绍一些坐姿或借助椅子进行运动的方法，供大家需要时练习。

头部及五官练习

一、热敷眼目

【动作要领】

双手合掌上、下搓动，待感微热即将掌心轻轻贴于两眼上，两眼微闭。

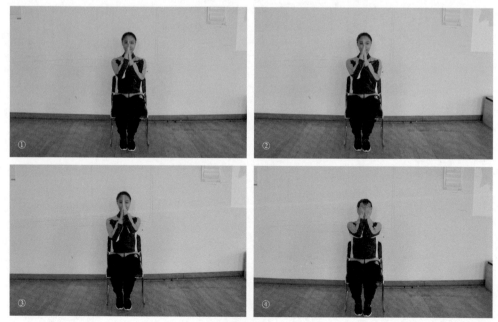

热敷眼目

二、穴位揉压

【动作要领】

十指用力揉压头部穴位。

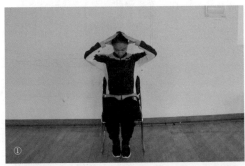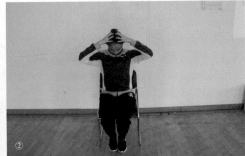

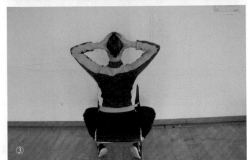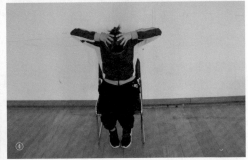

穴位揉压

热敷眼目与
穴位揉压

肩部及颈部练习

一、右肩向后转动

【动作要领】

耸肩后，右肩向后方、下方转动一圈。

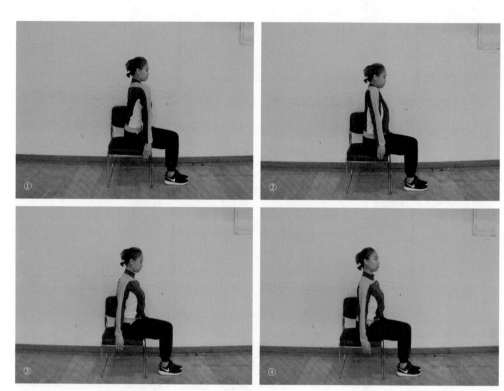

右肩向后转动

二、左肩向前转动

【动作要领】

耸肩后，左肩向前、向下转动一圈。

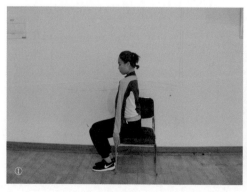

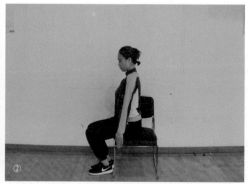

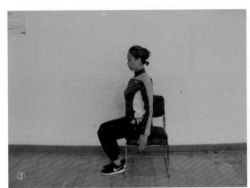
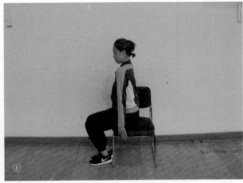

左肩向前转动

右肩向后转动与
左肩向前转动

三、低头、抬头练习

【动作要领】

十指相扣，置于颈后，低头时轻压，抬头时轻托。

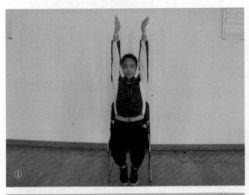
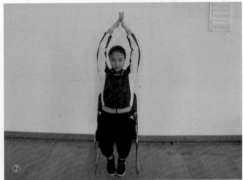
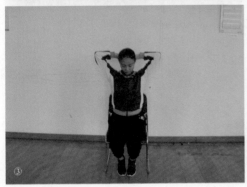
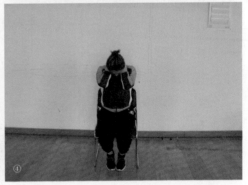

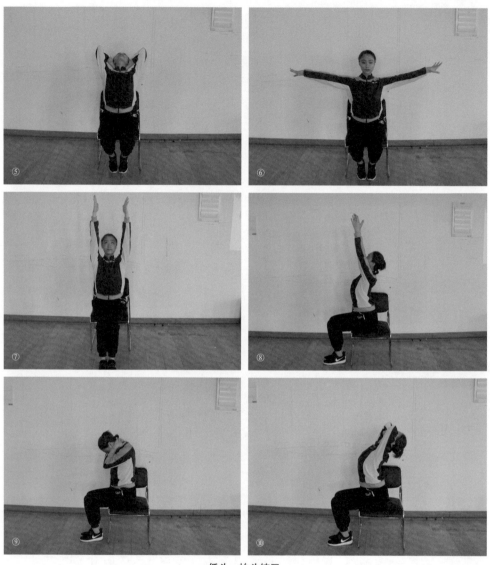

低头、抬头练习

低头、抬头练习

四、侧倒头练习

【动作要领】

双手置于头的对角线两侧，帮助完成头部最大幅度的侧倒。

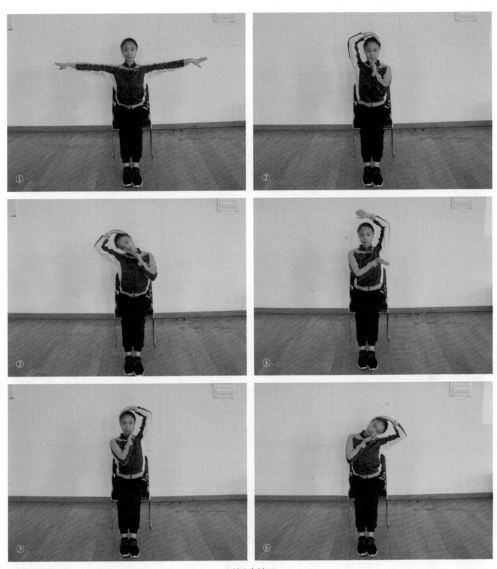

侧倒头练习

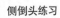
侧倒头练习

五、侧抬及全抬头练习

【动作要领】

全抬头即为充分抬头，颈部充分拉伸。

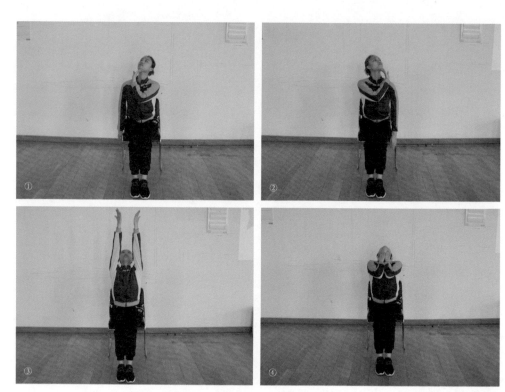

侧抬及全抬头练习

侧抬及
全抬头练习

六、拉肩练习

【动作要领】

肩关节充分拉伸，手臂尽量贴于耳边。

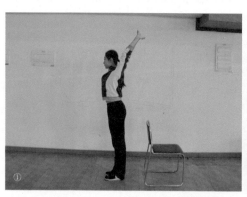
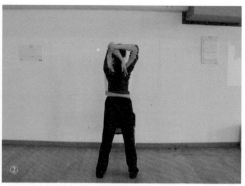

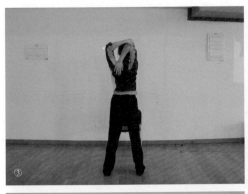
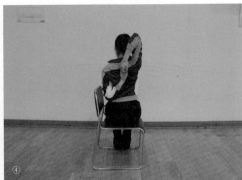

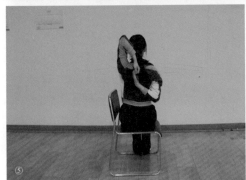
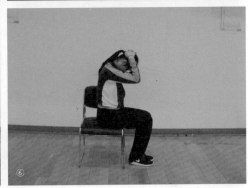

拉肩练习

拉肩练习

七、颈部、肩部协同练习

【动作要领】

保持肩部位置不动，尽量伸展颈部。

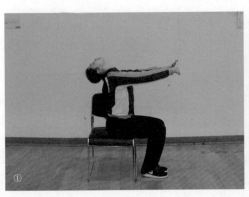
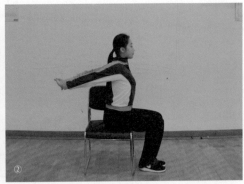

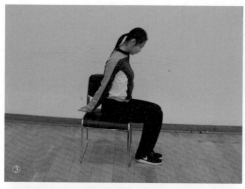
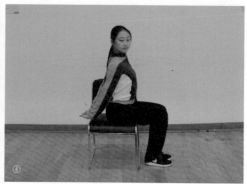

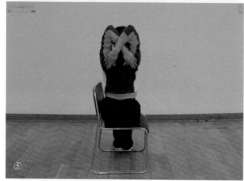

颈部、肩部协同练习

颈部、肩部
协同练习

八、上臂带动转肩练习

【动作要领】

手指搭于肩上作为支点，肘关节划圈带动转肩，动作幅度大。

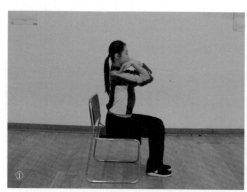
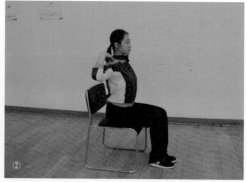

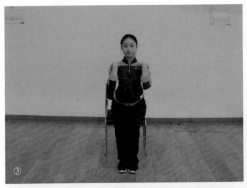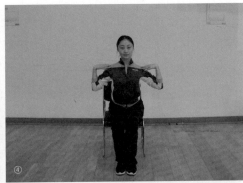

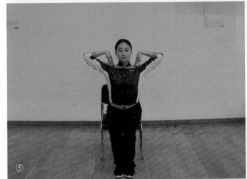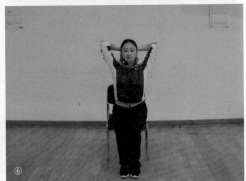

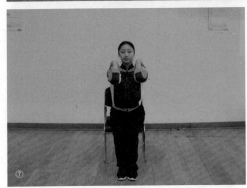

上臂带动转肩练习

上臂带动转
肩练习

九、压肩练习

【动作要领】

两臂伸直，保持肩部的开度，下蹲。

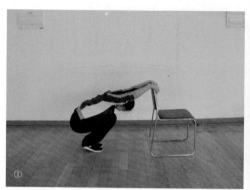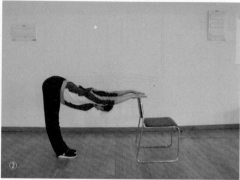

压肩练习

压肩练习

上肢及手部练习

一、上肢伸展练习

【动作要领】

上肢向上充分拉伸并后展。

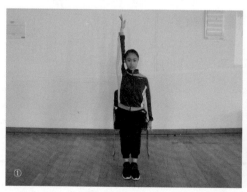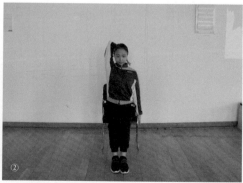

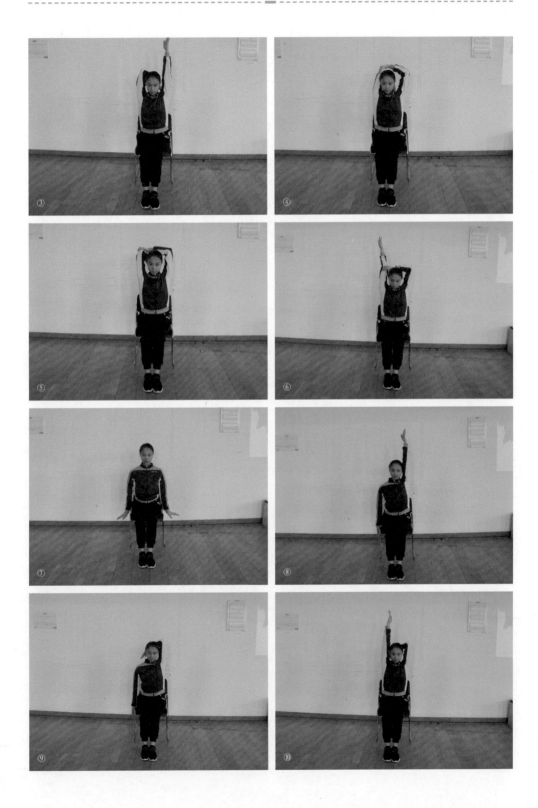

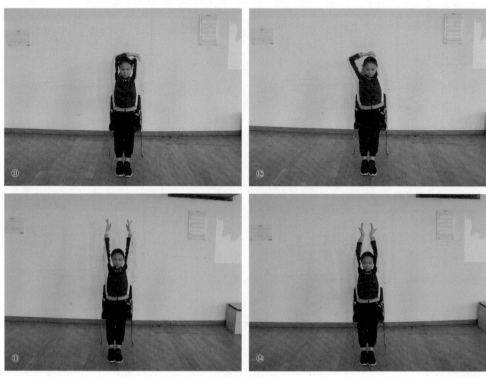

上肢伸展练习

上肢伸展练习

二、手指关节练习

【动作要领】

手指各关节充分拉伸、弯曲。

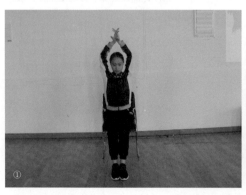

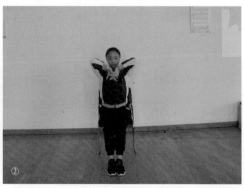

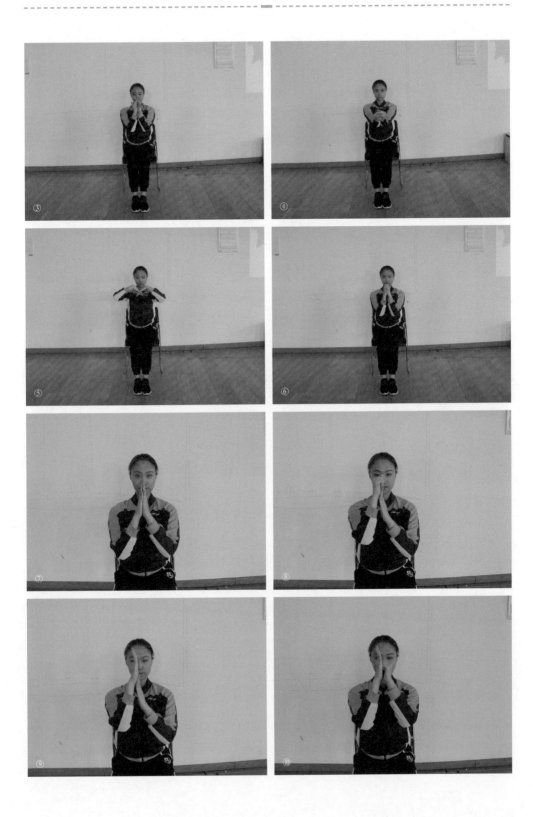

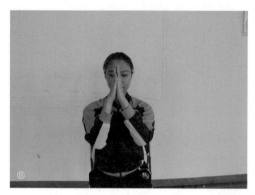

手指关节练习

手指关节练习

三、手腕关节练习

【动作要领】

手腕充分屈伸。

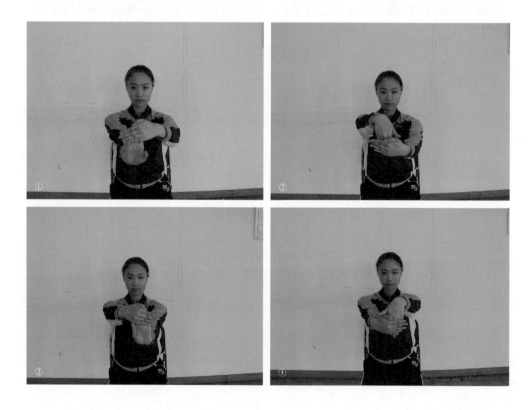

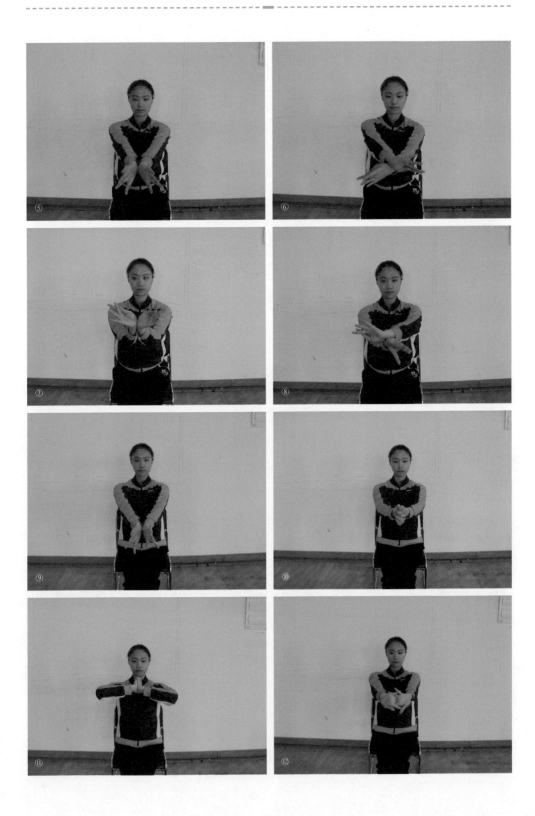

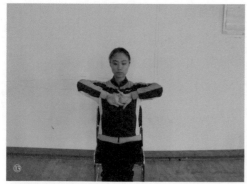

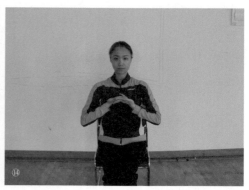

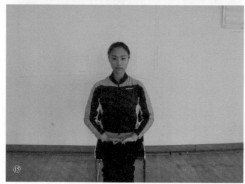

手腕关节练习

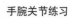

手腕关节练习

四、上臂伸肌练习

【动作要领】

上臂伸肌群充分拉伸。

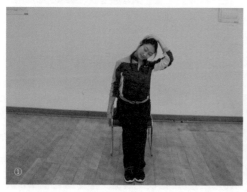

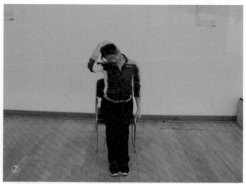

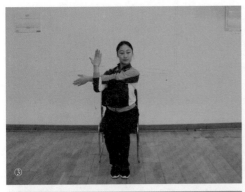
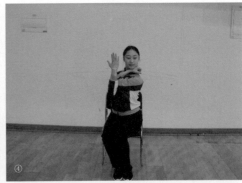
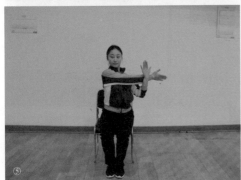
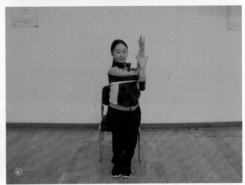

上臂伸肌练习

上臂伸肌练习

五、手部关节依次屈伸练习

【动作要领】

手部关节依次充分屈伸。

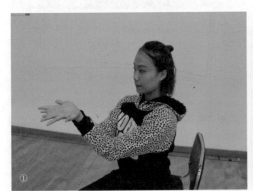
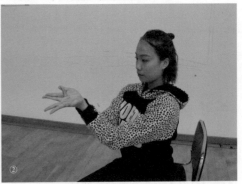

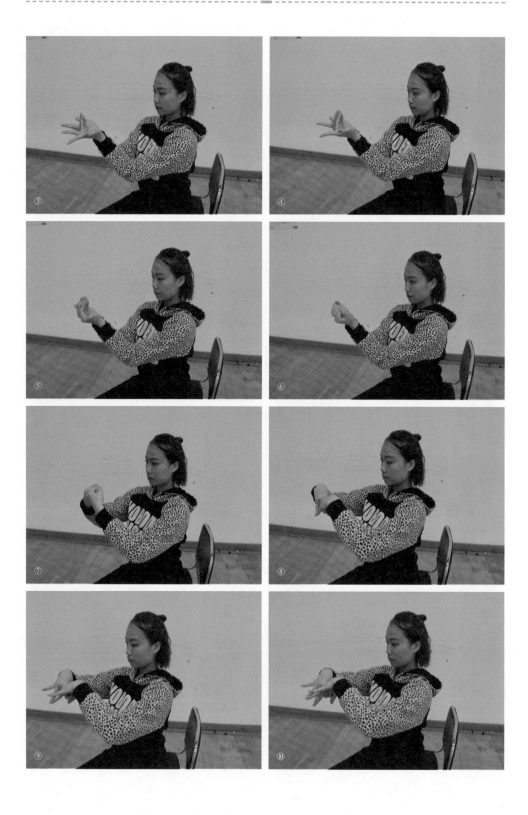

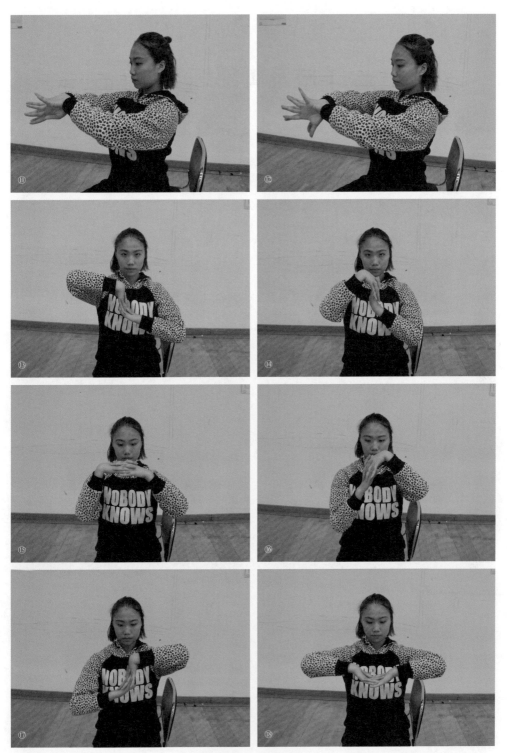

手部关节依次屈伸练习

下肢及脚部练习

一、下肢屈伸练习

【动作要领】

坐姿固定，下肢充分屈伸。

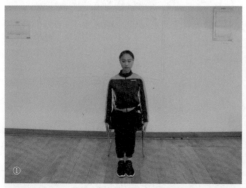
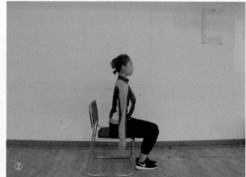
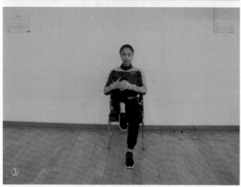
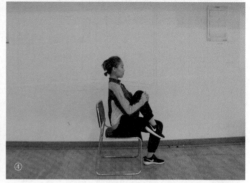

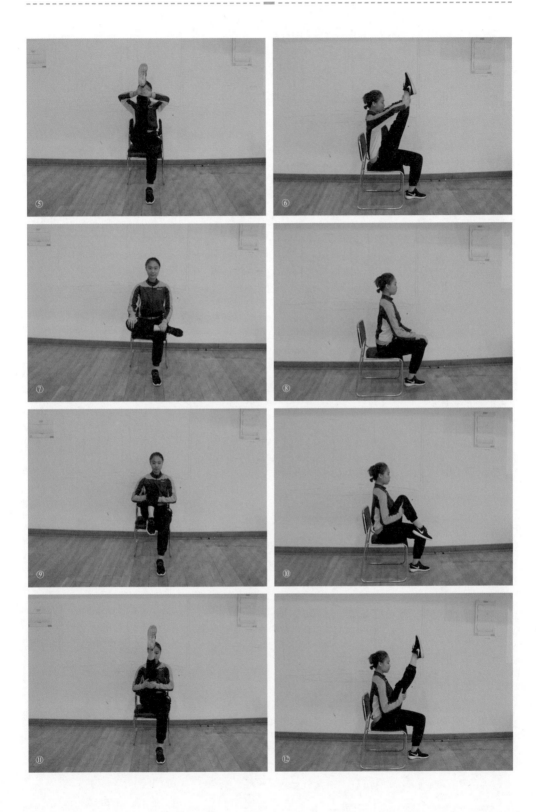

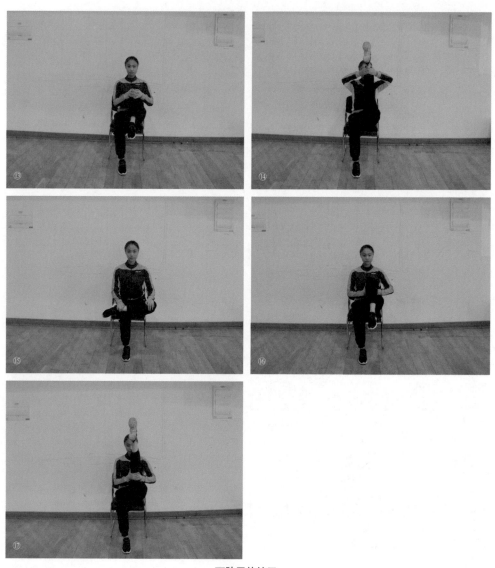

下肢屈伸练习

二、下肢划圈练习

【动作要领】

固定坐姿，下肢划圈，半径越大越好。

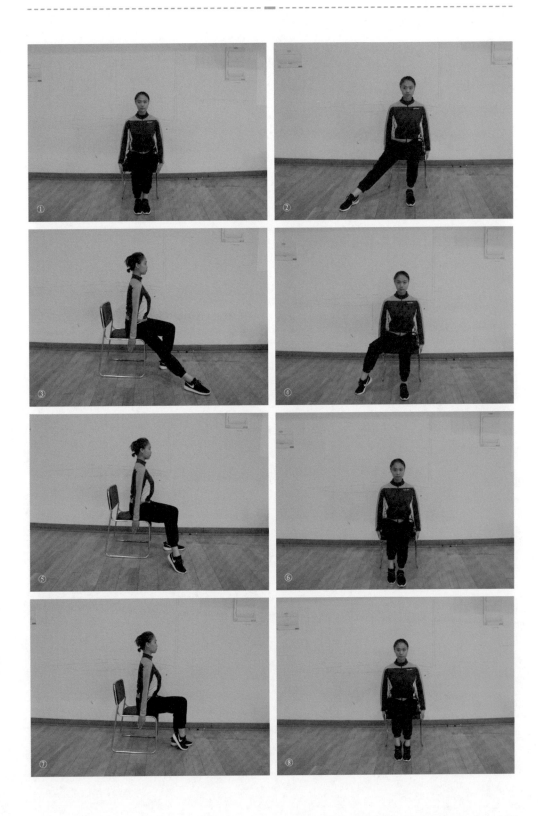

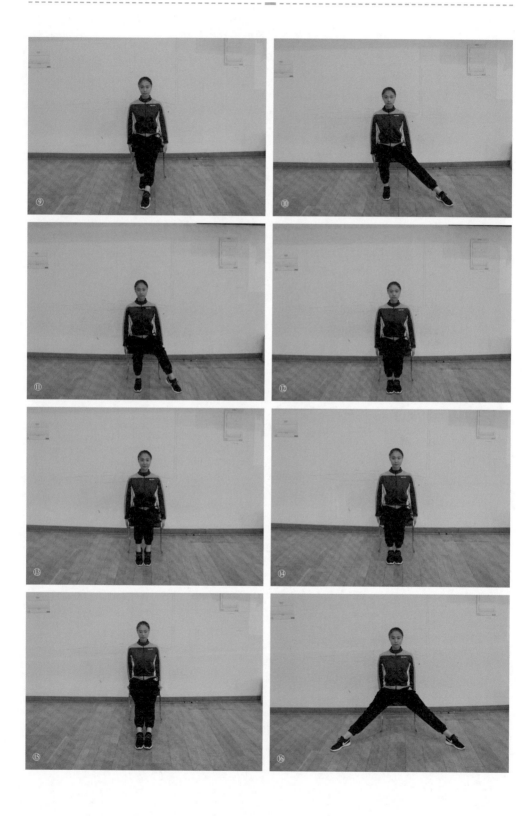

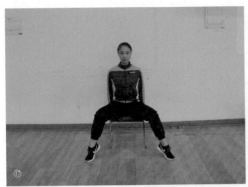
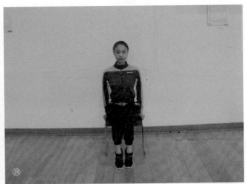
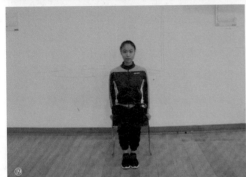
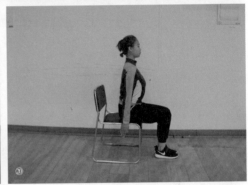

下肢划圈练习

下肢划圈练习

三、前后摆腿练习

【动作要领】

以髋关节为轴，直腿摆动。

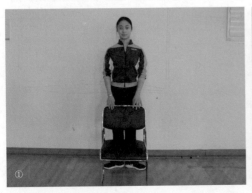
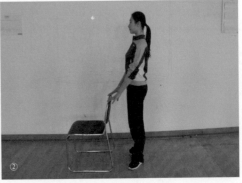

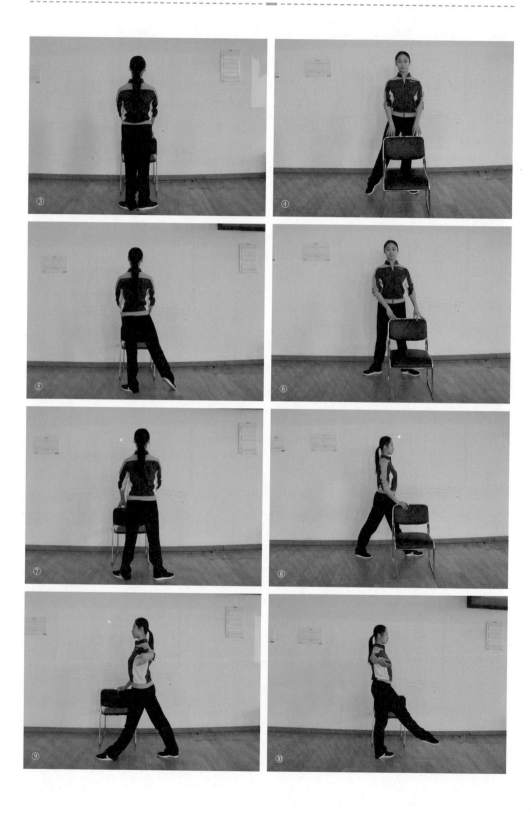

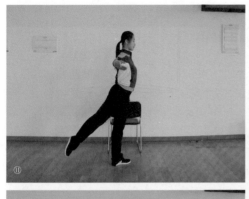
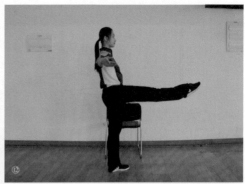
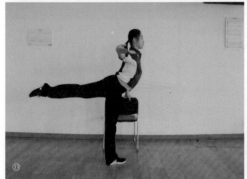
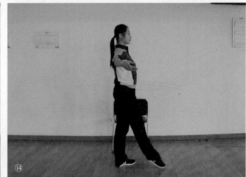
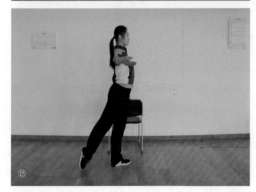

前后摆腿练习

前后摆腿练习

四、屈体及侧摆腿练习

【动作要领】

以髋关节为轴，前屈体或侧摆腿。

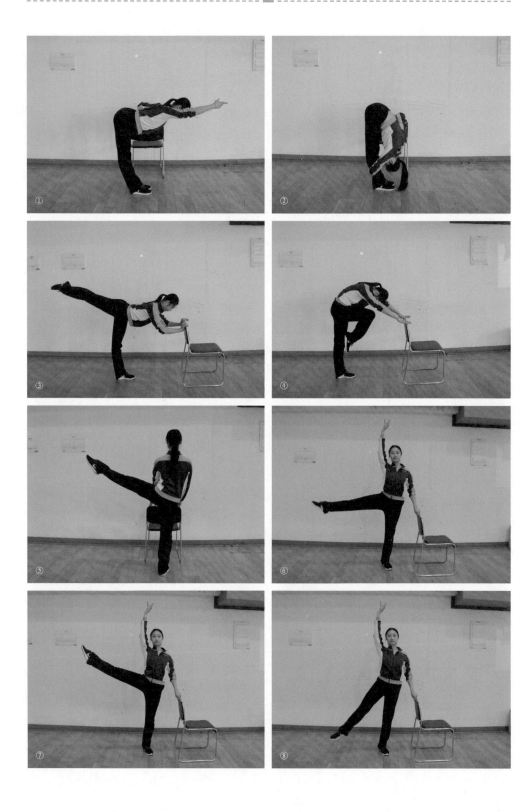

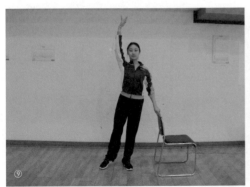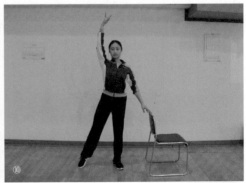

屈体及侧摆腿练习

屈体及
侧摆腿练习

五、腿部拉伸及屈曲练习

【动作要领】

腿部伸直（或屈曲），最大限度地拉伸（或屈曲）腿部肌肉。

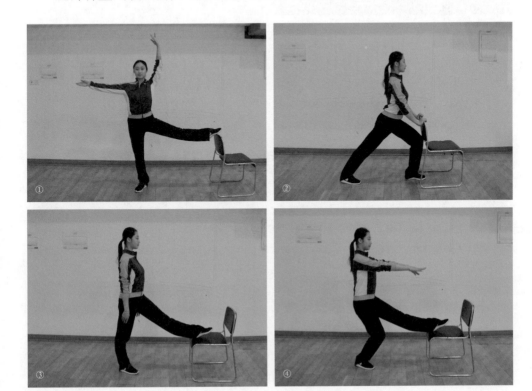

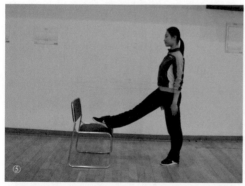
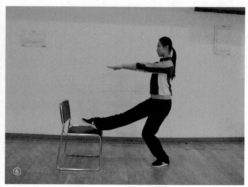
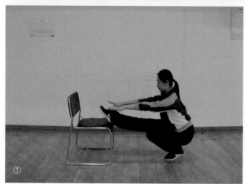

腿部拉伸及屈曲练习

腿部拉伸及
屈曲练习

胸部及腰部练习

一、含胸、展胸及侧屈、环绕练习

【动作要领】

以胸椎关节为活动对象做四个方向的屈伸练习。

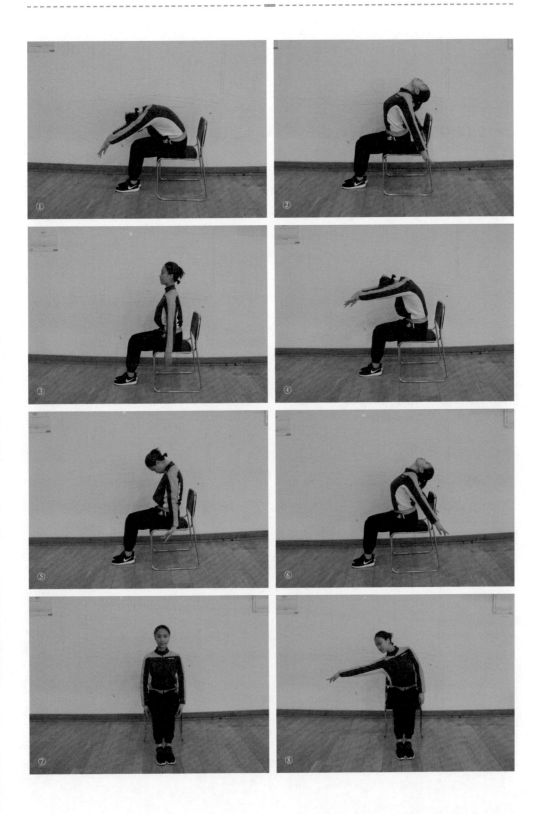

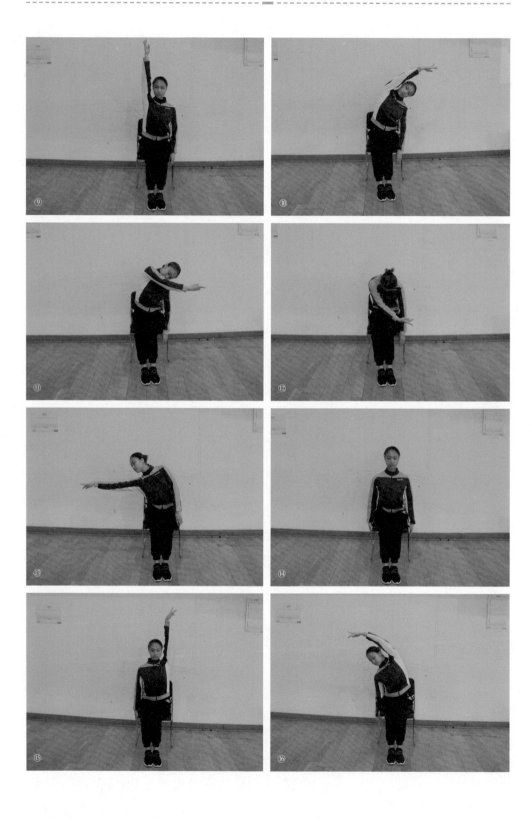

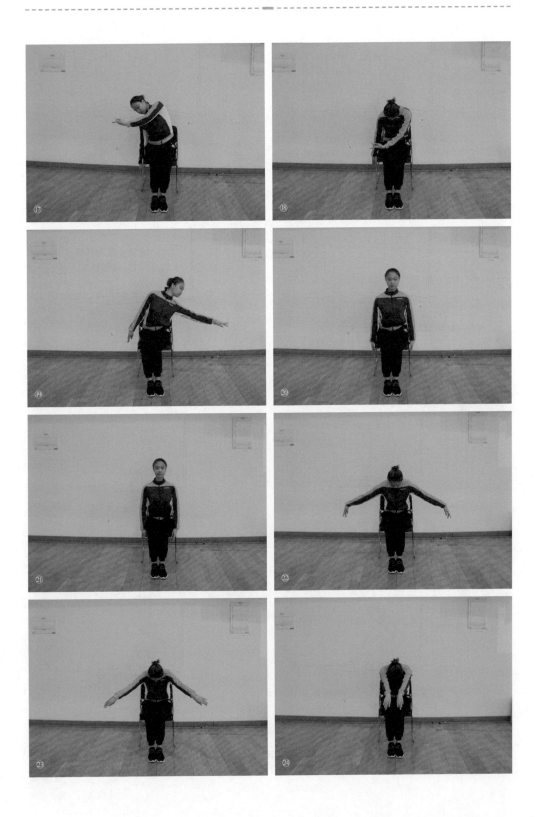

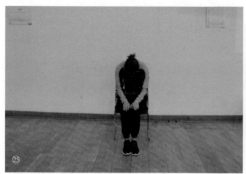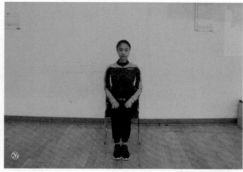

含胸、展胸及侧屈、环绕练习

含胸、展胸及侧
屈、环绕练习

二、转腰练习

【动作要领】

固定臀位，最大限度地转动腰部。

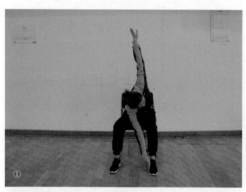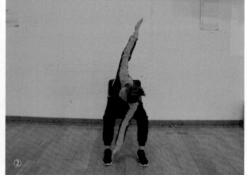

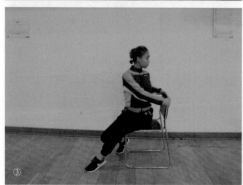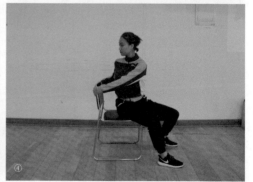

转腰练习

转腰练习

三、胸椎及腰椎混合练习

【动作要领】

身体固定站姿，胸椎与腰椎做最大幅度的屈伸及转动。

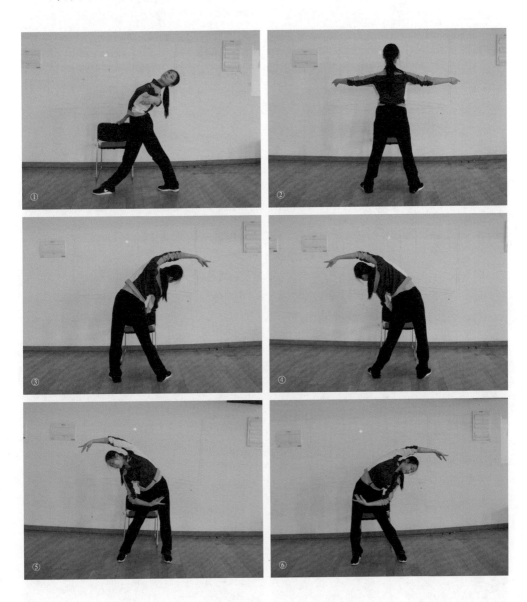

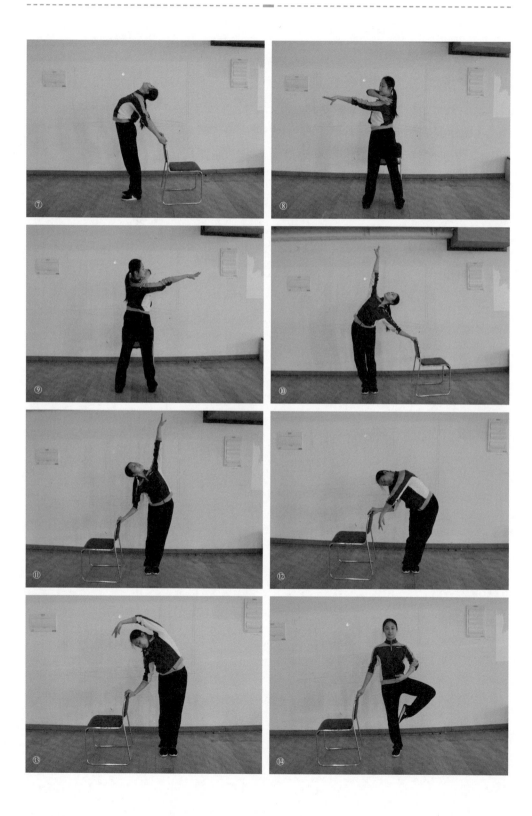

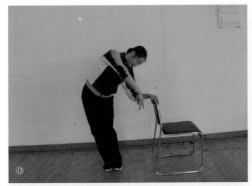
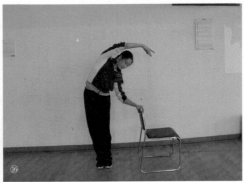
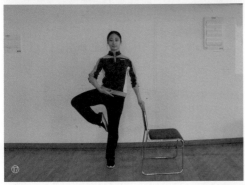

胸椎及腰椎混合练习

胸椎及
腰椎混合练习

腹部及臀部练习

一、收腹及身体前屈练习

【动作要领】

腹部收紧同时做臀大肌及腿部肌肉的拉伸。

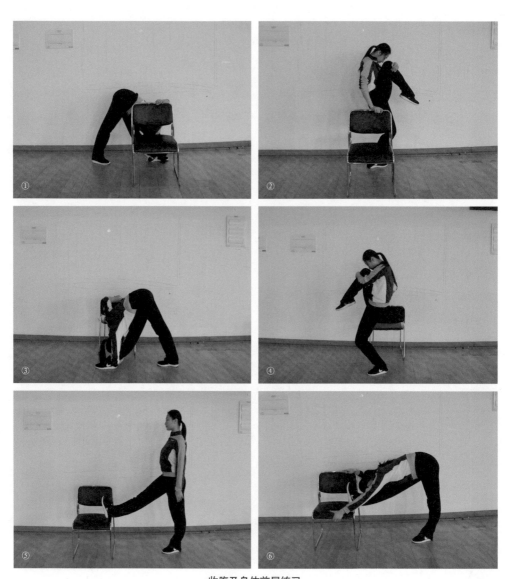

①　②　③　④　⑤　⑥

收腹及身体前屈练习

收腹及
身体前屈练习

二、压腿练习

【动作要领】

腿部伸直，尽量拉长腿部伸肌群。

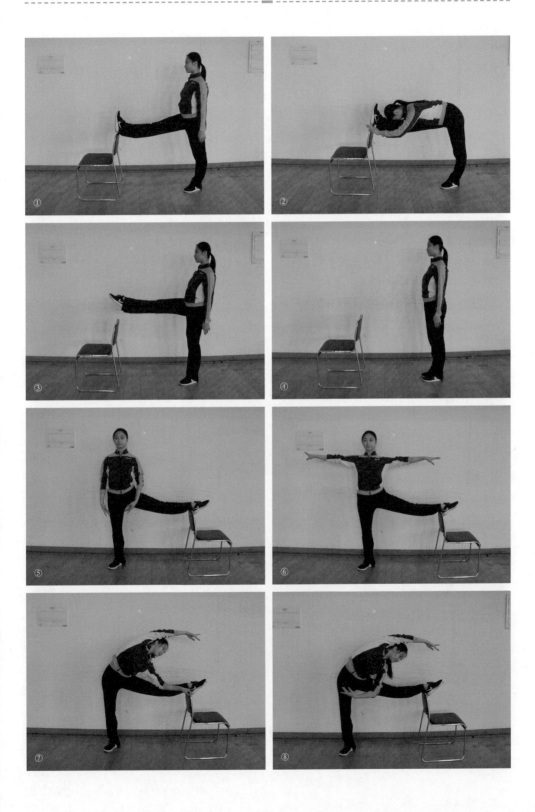

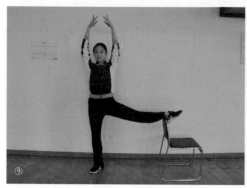
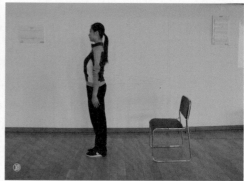

压腿练习

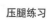

压腿练习

三、腹部、背部及臀部练习

【动作要领】

腹部、背部及臀部的肌肉主动收缩，并保持一定的时间。

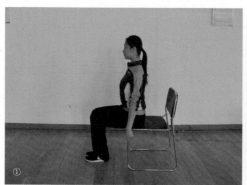
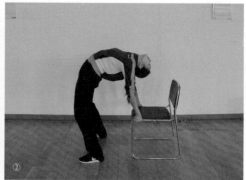
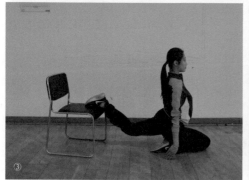
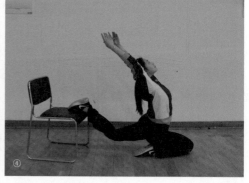

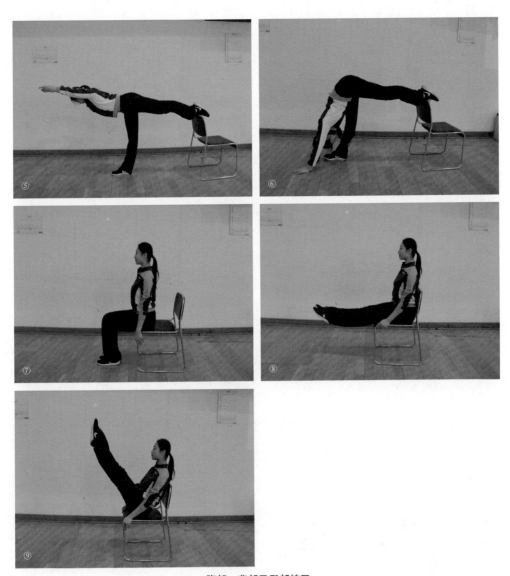

腹部、背部及臀部练习

腹部、背部及
臀部练习

四、控制腹肌练习

【动作要领】

固定臀部及膝盖的位置，腹肌主动收缩，抬起上体，并保持一定时间。

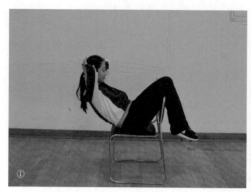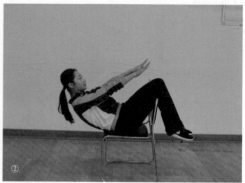

控制腹肌练习

全身练习

一、全身练习 1

【动作要领】

手臂运动方向准确，并保持一定的张力。

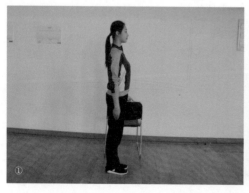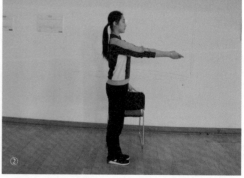

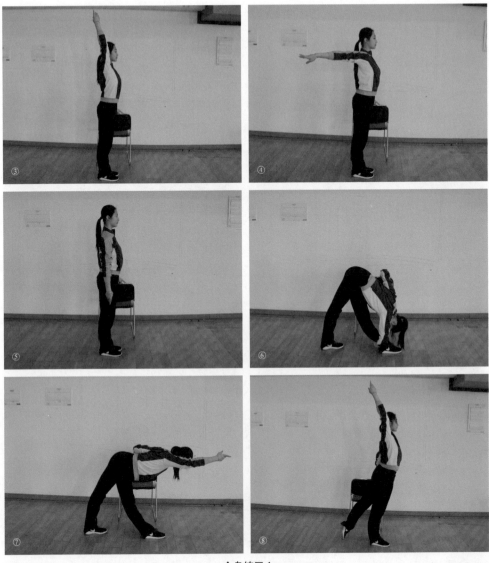

全身练习 1

全身练习 1

二、全身练习 2

【动作要领】

腰部与腹部收紧，身体伸直，手臂用力做推、撑的动作。

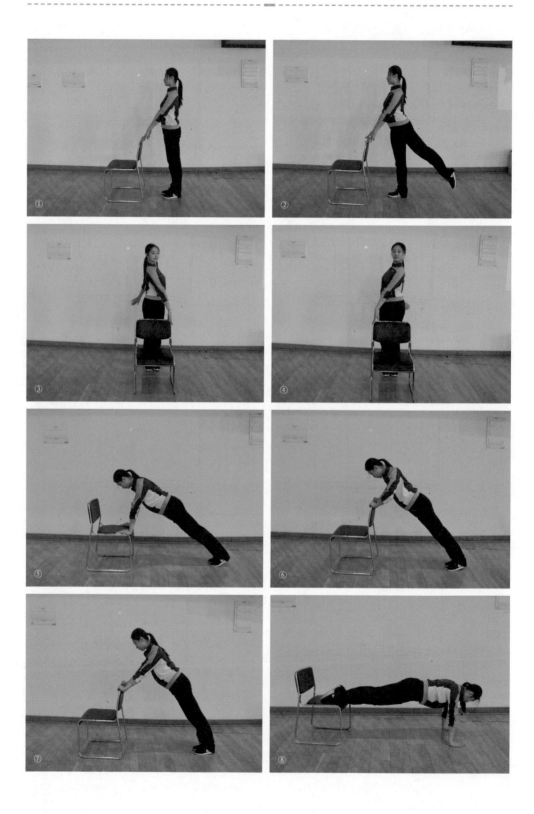

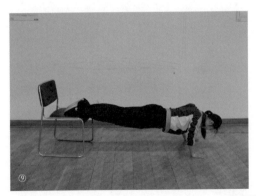

全身练习 2

全身练习 2

三、全身练习 3

【动作要领】

身体舒展后，胸部与腹部尽量与大腿紧贴。

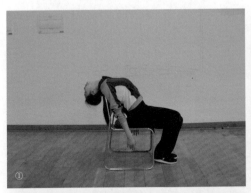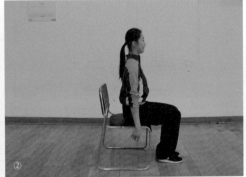

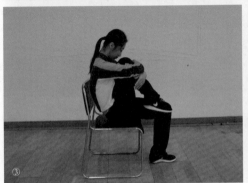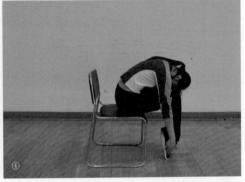

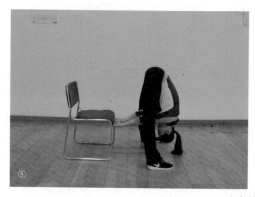

全身练习 3

全身练习 3

四、全身练习 4

【动作要领】

背部肌肉用力，主动收缩并保持一定的时间。

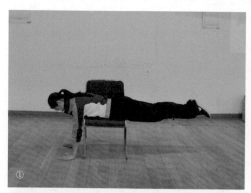

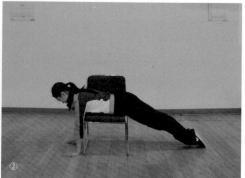

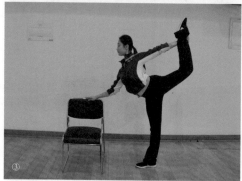

全身练习 4

全身练习 4

五、全身练习 5

【动作要领】

以椅子为中心，身体围绕椅子，不断调整身体支点，控制身体中段用力。

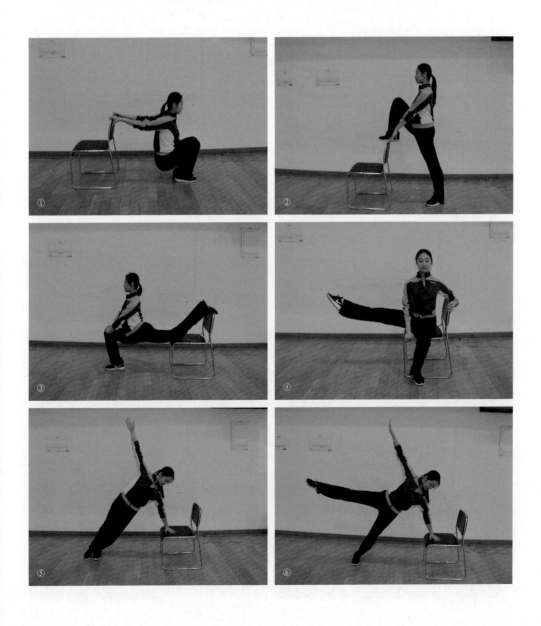

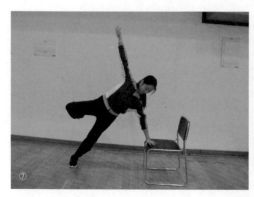
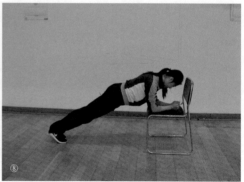

全身练习5

全身练习5

六、全身练习6

【动作要领】

收紧腹部，身体前屈，肌肉主动收缩。

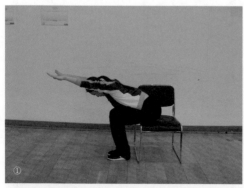
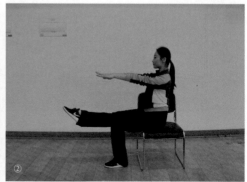

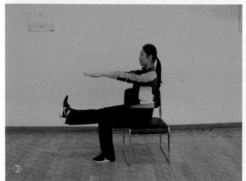
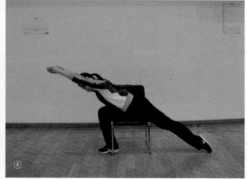

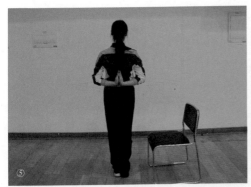

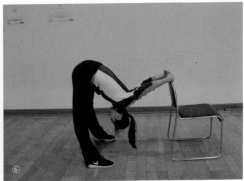

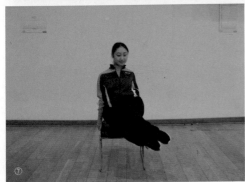

全身练习 6

全身练习 6

七、全身练习 7

【动作要领】

全身肌肉保持一定的紧张度，身体重心落在支撑腿上，并保持一定的时间。

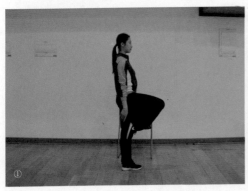

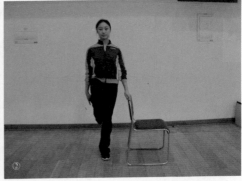

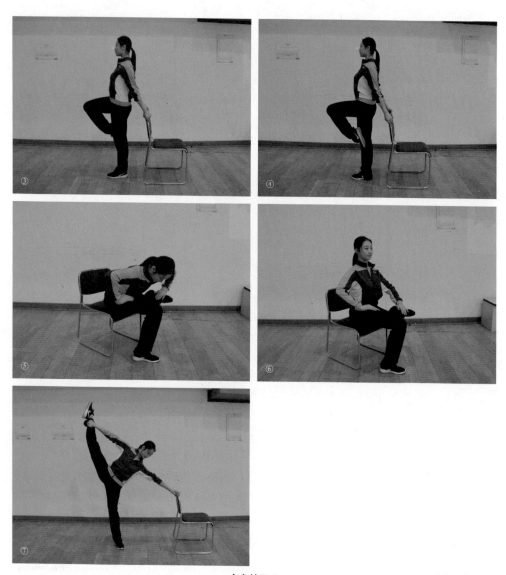

全身练习 7

全身练习 7

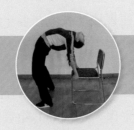

第四章

办公室工作人员
锻炼后整理

最近，专家提出健康的"种子（SEED）"法则，即最基本的健康要素包括睡眠（Sleep）、情绪（Emotion）、运动（Exercise）和饮食（Diet）。"种子"法则的内容具体包括：①睡眠法则：合理睡眠，午间小憩；②情绪法则：情绪稳定，心态平和；③运动法则：有氧运动，动静结合；④饮食法则：科学饮食，营养均衡。它在人们的日常工作、生活中起着非常重要的作用，是保持身心健康的首要法则和基本要素。人体是由许多器官和多个系统组成的统一体。运动后人体的疲劳或舒适也往往直接地表现在各个器官和系统上。办公室工作人员的体育锻炼本身属于一种改善性、调节性、恢复性的有氧活动，运动本身不需要消耗太大的能量。一般锻炼后精神面貌焕然一新、情绪状态更加积极。尽管如此，办公室工作人员在运动后，对自己的身心体验、休息方式、饮食选择都需要及时做科学的整理，这样对消除疲劳、恢复体力具有非常好的作用。

身心即时整理

运动后的身心即时整理是十分必要的。整理活动包括身体整理和心理整理两个部分。一般来说，心理整理应先于身体整理。在活动快结束的时候，采用比较缓慢的运动加大呼吸频率，使心率缓慢降低，在心理作用下，肌肉放松，逐渐恢复至安静时的状态。办公室工作人员身处办公室环境下，体育活动范围会受到一定的限制。因此，运动量相对较小，对运动后的体能恢复要求相对较低。以拉伸肌肉、舒展身体为主的办公室有氧健身运动，在结束后如能保持更长一段时间的肌肉拉伸与身体舒展，对"久坐"的办公室工作人员来说，也是一种很好的放松整理活动。如运动后的梳洗，对仪表仪容的即时整理；保持身体直立，做 3～5 分钟的远眺或瞑想；对拉伸部位进行揉捏、按摩与叩击；运动后进行温水浴等。可以躺在海绵垫或藤垫上休息片刻，平躺时脚的高度略高于头部，或者与头部的高度持平。休息片刻后可进行倒立 3～10 秒，可重复多次，有利于下肢血液回流。然后抖动四肢，先抖动大腿或上臂，后抖动小腿或前臂。以上活动对心脏和神经系统有镇定作用，能够更好地保持拉伸的效果，还去除灰尘、污物和汗液，使皮肤清洁，使人感到神清气爽，更好地投入下一阶段的工作。

运动后应避免以下行为。

（1）喝冷饮料：人体运动时会消耗水分，运动后迫不及待地想喝水，尤其想喝冷的饮料，这样非常容易造成胃胀、腹痛，甚至腹泻。因为人体运动时血液大量、快速地流向肌肉等运动组织，流向消化系统的血液量减少，消化功能处于抑制状态，且运动后人体处于发热兴奋状态，大量快速地饮用冷的饮料，即刻引起胃肠痉挛、腹痛、腹泻，长此以往诱发胃肠道疾病。

（2）蹲（坐）休息：运动过程中会消耗体力，有些人运动后感到疲劳，会就地蹲下或坐下休息，这样的休息方式不可取。因为蹲（坐）的状态会直接影响下肢血液循环，加重疲劳，不利于恢复体力。

（3）冲冷水澡：运动过程中出汗，机体毛细血管扩张，体温升高，排汗增多。有些人在运动后直接用冷水洗头、洗澡，这样会使机体表皮血管即刻收缩，引起皮肤毛孔闭塞，体温调节等生理功能失调，免疫力下降，从而失去锻炼的意义。

（4）暴饮暴食：有些人在运动后认为消耗能量后可以想吃什么吃什么。运动过程神经中枢处于兴奋的状态，而负责管理内脏器官活动的副交感神经受到抑制，肠胃的蠕动减弱。消化液分泌减少。一般情况下，运动后 20～30 分钟，消化系统才会恢复正常的运转，这时适时、适量地补充一些能量才是必要的。

（5）抽烟喝酒：有些人运动后乏力，以为抽烟喝酒可以解乏。这不仅不能缓解乏力，反而会影响机体的新城代谢，导致机体缺氧，引起更严重的疲劳出现。更严重的是，运动后人体处于"高热"状态，毛细血管扩张、血液循环加快，此时喝酒，酒精进入胃、肝脏等器官，损害这些器官。

休息方式

休息的真正含义是消除疲劳，放松神经，使人重新投入工作与学习的时候精力充沛。休息一般分为"被动性休息"（"安静性休息"）和"主动性休息"（"活动性休息"）。"被动性休息"是指肢体和大脑放松的休息。如在工作或学习之余，坐下来喝茶或躺在床上闭目养神。"被动性休息"是指肢体放松，但大脑往往还在活动。体力劳动者一般采取"被动性休息"。"主动性休息"采取活动的方式，如运动、跳舞、唱歌等。脑力劳动者一般采取"主动性休息"。到底哪种休息方式最好，还需根据个人的具体情况（爱好、身体状况、环境条件等）和疲劳的来源来决定。研究表明，人的精神状态，一般在上午8时、下午2时和晚上8时最佳，而最佳状态一般持续2小时左右，就会出现一次下降。如果办公室工作人员能根据自己的工作特性，利用这种起落变化，科学安排休息时间，既能保持大脑良好的活动状态，又能增进健康。但是，在实践工作中，由于任务重、时间急，真正做到并不容易，需要办公室工作人员自身主观上坚信"一个不会休息的人本质上是一个不会工作的人"，积极休息是为了更好地工作。因此，不管工作多忙，任务多重，无论如何也要给自己挤出"喘息时间"。比如，工作1小时后，最好休息片刻。连续工作时间不要超过2小时。此外，长时间实验、开会、报告中，也最好在中间安排一下休息，活动一下身体，再继续工作。这样虽然占用了一定的时间，但从长远来看还是值得的。

办公室工作人员工作压力再大、任务再重、时间再紧，都是一种脑力劳动，体力消耗相对小。因此，最好的解乏方式是积极主动地参加与工作状态截然不同的换脑休息。除此之外，充足的睡眠也是一种积极的休息方式。现代办公人员白天在高压下忙于工作，下班后加班、熬夜，或采用所谓的8小时之外的休闲方式，在"夜生活"中吃喝、应酬，对人体的伤害非常大。保证每天8

小时的睡眠，对于保护人体健康、消除疲劳、恢复体力是极其重要的。睡眠对大脑皮层可起到保护作用，使疲劳的神经、肌肉得到休息，防止大脑皮层细胞过度消耗，促进人体器官功能的恢复，使人第二天精力充沛、头脑清醒。

饮食调节

饮食调节具有快速消除疲劳、恢复精力的作用。办公室工作人员看似能量消耗不大，其实常年的脑力劳动，以及"久坐"造成的局部身体部位疲劳，让其感到身心疲惫。除了积极参与运动进行调节外，饮食调节也是非常重要的。

办公室工作人员较为简单、方便的提神、抗疲劳的饮料首推热茶、咖啡和巧克力。这三样饮料中都含有咖啡因。咖啡因能提高呼吸频率和增强呼吸深度，促进肾上腺素的分泌，达到提神、抗疲劳的作用。其次是含有矿物质的饮品或纯净水。水中富含的矿物质和氧气，能快速缓解身体的疲劳感。再次是氨基酸饮料，适当饮用这类饮料，可以补充人体所需的氨基酸。人体必需氨基酸有八种，包括赖氨酸、色氨酸、苯丙氨酸等。必需氨基酸在人体内能有效排除机体运动后产生的代谢物，促进身体及精神的迅速恢复，但切忌在运动中（后）或大强度运动中（后）直接大量地饮用氨基酸饮料。

运动后推荐食用富含植物蛋白的食物，包括各种豆类或豆制品、海植物（紫菜、发菜等）、菌菇、坚果等。而对于低脂肪蛋白质食物，如鸡、鸭、鱼、肉、蛋类等，建议作为平时蛋白质补充源，不建议运动后马上食用。

蔬果富含各种维生素及矿物质。维生素 C 族、维生素 B 族及各种矿物质有助于短时间内清理疲劳后产生的代谢物，起到消除疲劳、恢复体力的作用。各种新鲜蔬菜，如番茄、黄瓜、生菜、土豆等，以及各种新鲜水果，如葡萄、橙子、香蕉等能在运动后 20 ～ 30 分钟，补充能量，迅速帮助恢复体力。

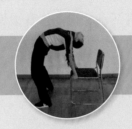

第五章
办公室运动中的突发状况及处理

办公室是一个工作的环境，一切设施以保障工作需要而设置，且人员密集，空间有限。如何在保证正常工作秩序的同时，让员工在工作间隙从事体育活动，加强体育锻炼，提高工作效率，是每个企事业单位应该考虑的事情。

办公室应制定相应的运动制度，并加以科学的管理，才能避免在工作中由于体育活动而造成的一些突发事件。如建立公司体育活动安全工作领导小组，明确职责，开展各种宣传教育活动，提高体育锻炼的安全性、技能性教育；聘请体育专业人士，帮助企事业单位规划科学的运动时间、场地，合理布置设施等；调动一切积极因素，全面保证办公室工作人员体育锻炼的安全与稳定。必要时启动应急措施，组织各方面力量进行救护工作，把事故的发生概率降至最低点。

环境危害因素

办公室工作人员每天所处的工作环境一般是室内。他们在狭小的，有时甚至是密闭的室内长时间工作。在这样的工作环境中，对身体健康不利的因素非常多。下面的"六多一少"属于办公室环境的典型危害因素。

（1）人多：一间办公室一般会安排 4 ～ 12 人一起办公，有的办公室人数更多。不同工种、不同性格的人整天在一起工作，难免会有一些嘈杂感，且空间有限，人的心情受到影响也是难免的。

（2）桌、椅、橱、柜特别多：如果空间布局不合理，易造成人员走动时的人与人、人与物的碰撞，影响办公室运动的开展。

（3）电脑、打印机、复印机多：现代办公多使用电子产品，每人使用一台甚至多台电脑，加上打印机、复印机及手机等，办公室工作人员走进办公室，好似来到了辐射圈。长期处在这样的环境中，易对人体健康造成影响。

（4）与电子产品配套使用的电源、接线板、插头多：电源、接线板、插头除了与电子产品具有同样的弱辐射以外，如果固定位置不合理、拖线过长，都会对员工造成不便，甚至将人绊倒引起不同程度的伤害。

（5）受日光灯照射多：办公室内灯光并不是自然光，长时间照射对人体健康也非常不利。

（6）文件多：办公室的工作特性之一是每天跟各种文件打交道。文件堆成"山"是很多办公室的一大景观。放置的不好，文件容易从桌上或橱柜上滑落，对人造成伤害。

（7）空气差：办公室空间有限，空气流通自然差。尤其在夏、冬两季，办公室靠空调调节室温，室内空气差。

自身不当因素

除了办公室工作环境对人体健康产生的客观危害因素以外，如果个人还存在一些不良工作或生活习惯，无疑对自身的健康影响会更大。以下是因个体在工作或生活中的不良习惯，对自身健康造成的危害。

（1）办公室一族大多以"久坐"的方式进行工作，这种工作方式增加了罹患心脏病、高血压、高血脂、糖尿病、癌症、精神疾病等的风险。

（2）"久坐族"由于工作压力，往往会挤压餐饮时间或暴饮暴食，养成不良的饮食习惯。

　　许多"久坐族"为了节省时间，不吃早餐或仅仅吃个面包，到了午餐时间，匆匆去食堂或超市买点食物，而晚餐比较丰盛。长年累月养成的这种饮食习惯，对身体健康带来的潜在危害是非常大的。

　　（3）许多办公室工作人员患有强迫症。如查邮件，办公人员在办公过程中听见邮件提示声或看见提示短信，便不由自主地打开邮箱，一探究竟，长此以往，会导致强迫症的发生。

　　（4）现代办公室工作特点之一是长时间盯着电脑屏幕，而电脑屏幕发出的蓝色光特别容易引起视觉疲劳和眼睛干涩等。

　　（5）办公室工作人员大多每天重复性地打键盘、上网和操作手机，对身体的危害非常大，尤其对手部和颈部的危害最大，会导致颈部肌肉紧张或重复性压力损伤，如腕管综合征、网球肘、肌腱炎等。

如何进行紧急处置

　　在所有体育活动中，办公室工作人员的运动属于保健性、调节性、改善性的活动，运动本身的挑战性、对抗性、激烈性相对较弱。因此，对人员的伤害和突发事件相对较少。尽管如此，人员还是要有一定的风险意识，对运动过程中的意外事故要有紧急处理的常识和能力。

一、客观环境因素造成的事故

　　桌、椅、橱、柜翻倒，被电源板、电线绊倒及高空物件滑落等对人体造成伤害时，如果受伤部位不是开放性的损伤，即刻采取"冷"处理（冷敷）

10 ～ 20 分钟。这样能使受伤部位的充血量减少并极大程度地减轻伤痛，使受伤部位在较短的时间内得到康复；如果是开放性的损伤，应迅速联系保健科医生做好消毒、包扎等处理，必要时送医就诊；如果是烫伤、电灼伤等，则必须立即就医。

二、主观不良因素造成的事故

主观不良因素造成的危害主要包括久坐后的"懒得动"、听到"叮"声就查邮箱的"强迫症"、迫于工作压力的就餐"随意症"等。对于久坐后的"懒得动"，专家建议久坐 1.5 小时左右，可站立、走动、伸展四肢等，改善血液循环，使全身肌肉组织得到氧气，每次保持 10 分钟左右；对于听到"叮"声就查邮箱、长时间盯着电脑屏幕的"强迫症"患者，专家建议遵循"20-20-20"规则，即工作 20 分钟，远眺 20 英尺（约 6 米）外的物体，并保持 20 秒。闻声查邮箱者需要明白自己的这种"强迫症"行为完全由心理因素造成，需要有意识地调节这种行为，例如，每 15 分钟看一次邮箱，以后逐渐延长至 1 小时查一次邮箱等。对于就餐"随意症"，专家建议早餐要丰盛，可选择高蛋白质、碳水化合物等食品，以保证一天能量的供给。会议期间还可以喝适量的咖啡及吃一些健康零食，如坚果、葡萄干等。

办公室工作人员一定要清晰地认识到主观不良因素对健康带来的隐患，适时地调整身姿、改善饮食、调节心理。专家建议每天上午或傍晚步行 10 分钟左右，经常与大自然保持亲密接触。除此之外，参加体育活动也能起到恢复体力与脑力，重塑形体的作用。

参考文献

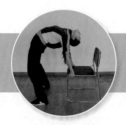

邓正龙.现代办公室电脑操作人员的健身处方.科技资讯，2008，(35).

段丽，杨红，张艺宏等.办公室人群亚健康状况及健身方法综述.四川体育科学，2013，(1).

李聪.网络健身方法与实践应用.上海：上海体育学院，2010.

李华亮，李丽，熊德甫等.某企业办公室内空气质量及其健康风险评估.环境与职业医学，2015，(3).

李延晶.办公室内的健身术.质量探索，2012，(9).

刘新华，焦亚频，李东建等.办公室健身操创编理论的研究.中国体育科技，2007，(6).

刘新华.现代办公室健康操推广应用的研究.中国体育科技，2013，(6).

聂芳芳.全民健身运动背景下健身椅的研发.科技展望，2015，(36).

汤小小.办公室简易健身操.秘书之友，2012，(2).

王存良.办公室瑜伽对职业女性身心健康价值探析.知识经济，2010，(11).

王志巍.健身运动处方教学模式在高校身体素质课中运用的实验研究.北京：北京体育大学，2015.

夏爱华.办公室里巧健身.河北林业，2013，(5).

杨翠婵，陆也民.空调办公室环境质量与人群健康状况的调查.广东卫生防疫，2001，(1).

张大志.中国近现代体育身体观的生成逻辑.苏州：苏州大学，2015.

张欣欣.办公室人群健身气功运动处方的设计构想.当代体育科技，2014，4(4).

赵广洋.办公室工作人群健身操的创编原则.经营管理者，2014，(2).

郑培萍.办公室工作人员慢性疲劳综合征的成因与应对策略.体育科技文献通报，2015，(8).